TRÉPANATION

PAR

ÉVULSION;

PAR

LE DOCTEUR JULES ROUX

(DE TOULON),

Chirurgien en chef de la marine à Cherbourg,
professeur de pathologie externe et de médecine opératoire,
ex-professeur d'anatomie et de physiologie à l'École de médecine navale de Toulon,
membre correspondant de l'Académie nationale de médecine,
de la Société de chirurgie de Paris,
des Sociétés de médecine de Marseille et de Brest,
Membre de la Société académique de Cherbourg, etc., etc.

PARIS,

TYPOGRAPHIE ET LITHOGRAPHIE FÉLIX MALTESTE ET Ce

Rue des Deux-Portes-Saint-Sauveur, 18.

1848

TRÉPANATION

PAR

ÉVULSION.

TRÉPANATION

PAR

ÉVULSION;

PAR

LE DOCTEUR JULES ROUX
(DE TOULON),

Chirurgien en chef de la marine à Cherbourg,
professeur de pathologie externe et de médecine opératoire,
ex-professeur d'anatomie et de physiologie à l'École de médecine navale de Toulon,
membre correspondant de l'Académie nationale de médecine,
de la Société de chirurgie de Paris,
des Sociétés de médecine de Marseille et de Brest,
Membre de la Société académique de Cherbourg, etc., etc.

PARIS,

TYPOGRAPHIE ET LITHOGRAPHIE FÉLIX MALTESTE ET Ce
Rue des Deux-Portes-Saint-Sauveur, 18.

1848

PUBLIÉ PAR L'UNION MÉDICALE,

Journal des intérêts scientifiques et pratiques, moraux et professionnels
du corps médical.

TRÉPANATION

PAR

ÉVULSION.

Depuis Hippocrate jusqu'à l'époque actuelle, l'opération du trépan est restée la même ; les instrumens employés pour la pratiquer ont seuls été perfectionnés. Aussi, tandis que la chirurgie moderne à tellement modifié et changé les méthodes et les procédés de la chirurgie ancienne que ces derniers ne sont le plus souvent mentionnés dans les livres que pour servir à l'histoire de l'art, il est curieux de voir la trépanation traverser les siècles et arriver jusqu'à nous sans avoir éprouvé de modification profonde.

D'après ce qui précède, on comprendra qu'en proposant une méthode de trépanation qui diffère de celle anciennement connue par quelques conditions essentielles de son exécution, je doive le faire avec une extrême réserve, en déclarant, tout d'abord, que je n'ai pas été guidé par le désir d'apporter à la science une innovation frivole, mais que j'ai dû céder à une nécessité pratique, puisque c'est en présence d'un fait nouveau que j'ai été conduit à chercher une méthode nouvelle.

Je vais, en premier lieu, rapporter l'histoire clinique d'un abcès enkysté de l'encéphale, occupant probablement la partie supérieure de l'hémisphère droit du cerveau, ouvert spontanément depuis trente mois à travers les parois osseuses du crâne, et guéri par l'opération du trépan sur la racine de l'apophyse mastoïde. Je laisserai ainsi parler le fait lui-même ; j'en déduirai ensuite les applications pratiques et des considérations théoriques capables de présenter sous son véritable jour ma méthode de trépanation.

OBSERVATION. — *Abcès du cerveau existant depuis trente mois ; trépanation mastoïdienne par évulsion ; guérison.*

Le condamné Jacques Chevalier, qui avait déjà passé quatre ans au bagne de Toulon, inscrit sous le n° 31,154, était, depuis trente mois environ, affecté à la région mastoïdienne droite d'une plaie fistuleuse d'où s'échappait sans cesse du pus mêlé de sérosité.

En janvier 1844, cet homme cultivateur de profession, alors âgé de vingt-cinq ans, doué d'un tempérament bilioso-sanguin, d'une constitution athlétique, n'offrant aucune trace de scrofules et n'ayant jamais eu de maladie vénérienne, disait ne pas se rappeler avoir fait de chûte sur la tête, ni reçu de contusion au crâne.

Condamné pour vol à huit ans de travaux forcés, ce malheureux s'étant un jour exposé, pendant qu'il était en sueur, à un courant d'air froid, fut pris le lendemain de courbature avec douleur lancinante et pongitive dans la région auriculaire droite, et léger mouvement fébrile précédé de frissons. Le malaise qu'il éprouvait s'étant bientôt dissipé, Chevalier ne déclara point son état et fit peu d'attention aux douleurs d'oreille qui, à certaines époques, le tourmentaient, quand surtout il n'avait point la précaution, au milieu des rudes travaux de la *fatigue*, de se soustraire à l'action de l'air lorsqu'il était en transpiration.

Quelque temps après, il se plaignit pour la première fois au médecin chargé de l'ambulance du bagne, qui, n'ayant constaté chez lui aucun symptôme apparant d'otite, pas même un peu de rougeur ni de suintement au conduit auditif externe, le renvoya aux travaux après quelques jours de repos et l'usage de moyens simples.

Vers le mois dé février de la même année, le condamné revint à l'infirmerie, présentant à la région mastoïdienne droite une tumeur fluctuante qu'on ouvrit avec le bistouri et d'où s'écoula une assez grande quantité de pus. La plaie se referma, mais quinze jours après, la tumeur, qui s'était de nouveau formée plus volumineuse et accompagnée d'érysipèle léger du cuir chevelu, fut, dans un moment de vive souffrance, ouverte par le malade lui-même.

Une tumeur plus grosse, une inflammation de même genre et plus vive s'étant encore développée vers la fin de la même année, Chevalier entra, le 8 décembre, à l'hôpital et fut placé au lit 87 de la salle des blessés. L'observation faite à cette époque, et consignée sur la feuille de clinique du malade, consacre les faits suivans bien dignes de fixer l'attention : l'érysipèle avait envahi toute la tête ; une céphalalgie intense résidait dans le côté droit du crâne seulement ; elle dura plusieurs jours, et quand elle eut notablement diminué, le malade conserva pendant quelque temps des points douloureux aux régions sus-orbitaire et pariétale du même côté ; un abcès existait derrière l'oreille droite ; la suppuration y était continue depuis un an environ. Le 21 décembre, l'observation porte : « l'abcès situé derrière l'oreille droite coule toujours avec abondance. » Il est dit encore le 29 du même mois : « A mesure que la suppuration qui se fait derrière l'oreille droite diminue, la céphalalgie sus-orbitaire augmente. Cette céphalalgie est assez intense ce matin. »

Le malade sortit de l'hôpital le 22 janvier suivant avec une fistule qui ne se ferma plus et d'où ne cessa de suinter désormais du pus séreux.

L'année 1845 n'apporta aucun changement à l'état du malade. Chevalier rapporte que, durant toute cette année, du pus ne cessa de s'échapper du crâne, et que toutes les fois qu'il baissait la tête il éprouvait des éblouissemens et un tremblement subit, mouvement qui durait quelques minutes et qu'il ne pouvait modérer en retenant sa tête avec ses deux mains.

Au mois d'avril 1846, le condamné entra à l'hôpital, salle des fiévreux, lit 18 ; il y demeura du 10 au 19, affecté encore, et pour la troisième fois, d'érysipèle à la tête.

En juin de la même année, Chevalier accusa, au niveau de la région pariétale droite, un sentiment plus profond de pesanteur et de constriction qui s'étendait à tout ce côté du crâne. Il y avait de la fièvre ; bientôt après il sentit derrière le pavillon de l'oreille, qui n'était pourtant le siége d'aucune douleur, une tumeur chaude et lancinante qui, en peu de jours, acquit le volume d'une noix.

Cette tumeur, en se développant, augmenta la douleur qui résidait dans la moitié droite de la tête ; elle s'ouvrit spontanément ; cette ouverture amena un soulagement momentané. Mais la douleur revint promptement avec les autres symptômes qui s'aggravaient chaque fois que le pus ne s'écoulait pas librement au dehors. Alors le malade éprouvait un sentiment indéfinissable de malaise, sorte d'*oppression cérébrale* qui comprimait tout son être.

Tel était encore son état, lorsque le 18 juillet il entra de nouveau à l'hôpital et fut couché au n° 93 de la salle des blessés dont je dirigeais le service depuis le 1er juin.

Il présentait alors sur la partie moyenne de l'apophyse mastoïde droite, à cinq millimètres en arrière de l'implantation du pavillon de l'oreille, une tumeur et une petite plaie par laquelle s'échappait sans cesse, surtout lorsqu'il était assis, un pus jaunâtre, séreux, sans odeur particulière.

Chevalier nous apprit que cette suppuration s'était établie depuis deux ans et demie à la suite d'un mal profond et continu dans l'intérieur du crâne, du côté droit, dans divers points et surtout dans celui correspondant à la région auriculaire.

L'examen que nous fîmes des parties nous permit de constater que, au-dessous de l'ulcération du tégument existait un canal osseux, presque lisse, sans altération de l'os à son voisinage, dans lequel nous introduisîmes un fort stylet qu'il nous fut facile de pousser dans l'intérieur du crâne et dans l'étendue de 10 centimètres, sans produire aucun accident. Ce canal osseux était oblique de bas en haut et un peu d'avant en arrière.

A voir la direction de l'instrument explorateur, on pouvait supposer qu'il pénétrait dans le crâne au-dessous du bord supérieur du rocher, sous la tente du cervelet qui s'y insère et dans la gouttière du sinus latéral qui l'avoisine; que de ce point, il arrivait à travers les membranes cérébrales dans l'épaisseur du tiers postérieur de l'hémisphère droit du cerveau, car son trajet ne permettait pas de penser qu'il glissât entre la dure-mère et la face interne du pariétal. L'ouïe du côté droit était sensiblement affaiblie ainsi que la vue de l'œil gauche, dont la pupille était largement dilatée. Je me suis assuré par des expériences certaines que l'olfaction est perdue, des deux côtés, que le goût subsiste sur les deux côtés de la langue ainsi que la sensibilité tactile, qui n'a, du reste, éprouvé aucune altération ni dans les fosses nasales, ni sur le côté droit de la face. Les facultés intellectuelles étaient plus lentes; on n'observait pas d'altération dans les mouvemens généraux et la sensibilité générale. Le malade restait habituellement couché sur le dos et sur le côté droit.

Le premier jour je me contentai d'agrandir avec le bistouri la plaie des parties molles et de prescrire l'application de cataplasmes.

Les jours suivans n'amenèrent aucune modification à l'état des choses; mais le 26 on observa : douleurs vives aux régions frontale, pariétale et auriculaire droites seulement; surdité presque complète du même côté. Un stylet est introduit de nouveau dans le crâne et pénètre encore à 10 centimètres de profondeur sans provoquer le moindre symptôme morbide; on dispose ensuite un appareil de pansement capable de s'opposer à l'évacuation ordinaire du pus, afin de déterminer jusqu'à quel point le blessé pourra souffrir de l'accumulation de ce liquide. Dans la nuit, des douleurs très vives suivirent ce pansement, au point que le malade fut dans l'obligation d'enlever son appareil, déclarant qu'il ne pouvait le supporter davantage, parce qu'il éprouvait la sensation pénible d'une tumeur correspondante à la région pariétale droite, qu'il croyait au-dessous de la peau, et qu'il suppliait qu'on lui incisât parce qu'elle était pour lui une cause de malaise insupportable. Cette sensation insolite d'une tumeur extérieure qui n'existait en réalité qu'à l'intérieur et l'anxiété qui l'accompagnait cessèrent après l'écoulement d'une certaine quantité de pus; mais reparurent plusieurs fois dans la suite quand un obstacle s'opposait au libre écoulement de ce fluide.

Le 27, pour faciliter la sortie du pus, j'injectai, sans inconvénient, dans le crâne 30 grammes d'eau tiède environ; mais comme après cette première tentative aucun liquide ne s'échappait au dehors, j'eus l'idée de pousser immédiatement une plus grande quantité d'eau tiède, et je le fis avec toute la circonspection que réclamait une entreprise aussi délicate; j'étais attentif à la production de la plus légère modification apportée par cette manœuvre pour la suspendre aussitôt. A peine une faible quantité de liquide eut encore pénétré dans le crâne, que le malade éprouva des angoisses pénibles, accompagnées d'éblouissement, d'agitation, de vomissement et d'un sentiment de grande faiblesse. Avant de vomir, il rendit, par la bouche, du pus mêlé de sang, ce qui me fit supposer que l'introduction, du reste assez difficile, de la canule de la seringue dans la fistule osseuse avait ouvert les cellules mastoïdiennes, permis l'introduction du pus dans l'oreille moyenne, sa pénétration subite dans le pharynx par la trompe d'Eustache, et que c'était là plutôt que dans la compression insuffisante du cerveau que résidait la véritable cause du trouble observé.

Cependant quelques instans après, l'eau mêlée de pus s'échappa au dehors, mais il faut remarquer qu'avant sa sortie le calme s'était déjà rétabli.

Les jours suivans, l'état du condamné, loin de rester le même, s'était au contraire aggravé. Il accusait de vives douleurs aux régions pariétales, orbitaire droite et au sinciput. L'oppression cérébrale augmentait son anxiété. Les fonctions de l'oreille droite et de l'œil gauche étaient presque abolies, tandis que la vue de l'œil droit était parfois troublée par des apparitions momentanées d'étincelles de feu et de fantômes nuageux. Il y avait de l'insomnie, de l'agitation, de la fièvre, de l'inappétence ; le malade ne se levait plus depuis quelques jours, ne s'asseyait même pas dans son lit, et me pressait plus que jamais d'employer une ressource extrême pour le débarrasser d'une affection qui le désespérait.

Pendant tout le temps de sa maladie, l'état général de Chevalier, toujours satisfaisant, ne s'était pas ressenti de l'altération profonde qui résidait dans le crâne. Le lendemain 4 août, je résolus de pratiquer le trépan, et MM. Aubert et Levicaire, premier et deuxième médecins en chef de la marine, ayant partagé mon sentiment, je fis en leur présence et celle de l'École, l'opération en procédant de la manière suivante :

Le malade étant couché, et le côté gauche du crâne fortement appuyé sur un plan solide, une première incision verticale de 5 centim. est faite derrière le pavillon de l'oreille du sommet de l'apophyse mastoïde vers le pariétal et coupée ensuite au milieu par une deuxième incision en T, longue de 3 centim. et dirigée vers l'occipital. Les deux lambeaux triangulaires sont disséqués ; et, comme l'ouverture fistuleuse n'était pas suffisamment à découvert, une troisième incision oblique dut tomber sur la première en contournant en haut le pavillon. Le lambeau supérieur et antérieur est aussi relevé, tandis que le pavillon de l'oreille détaché jusqu'au cartilage du conduit auditif est entraîné en avant à l'aide d'un crochet rétracteur. Quatre artères sont liées, deux auriculaires et deux branches de l'occipitale ; l'os est mis à nu dans le voisinage de la fistule ; une couronne de trépan de 15 millimètres de diamètre est appliquée au point du temporal qui correspond à la racine de l'apophyse mastoïde, immédiatement au-dessous de la crête saillante qui limite en bas et en arrière la fosse temporale, et à 5 millimètres en arrière du conduit auditif externe. La pyramide est implantée à 7 millimètres au-dessus de l'ouverture extérieure du trajet fistuleux, de manière à ce qu'il soit coupé par les dents de la couronne. Celle-ci fut à dessein appliquée un peu obliquement d'arrière en avant, à peu près dans le sens de la direction du rocher.

La voie était frayée, la pyramide mobile remontée et la couronne avait pénétré de plusieurs millimètres dans l'os, lorsque sa marche devint difficile. L'instrument retiré montra que le tiers de ses dents était brisé; il fut cependant réintroduit, mis en action et définitivement retiré, quand un stylet porté dans la rainure eut permis d'apprécier qu'il avait frayé un sillon circulaire de 8 millimètres de profondeur, et que le tissu osseux qui restait à diviser pour pénétrer dans le crâne, se laissait briser par une légère pression. Alors, comme d'avance j'en avais conçu l'idée, je voulus faire sauter, à l'aide d'un levier, le disque osseux qui, naturellement, restait adhérent par sa base; mais les élévatoires trop épais et nullement en rapport avec la rainure tracée restèrent inutiles; les spatules faiblirent, et le tire-fond menaçant de faire éclater la virole osseuse, je me vis dans l'obligation de me servir de la gouge et du maillet, dont les coups assez forts amenèrent laborieusement la séparation d'une rondelle osseuse, parfaitement saine, de 15 millimètres de hauteur, et présentant sur un point de sa circonférence une gouttière oblique à peine rugueuse, non cariée, portion évidente du trajet fistuleux et que termine une autre gouttière lisse, dirigée en sens contraire, appartenant certainement à la portion supérieure du sinus-latéral. Cette extraction ne fut suivie d'aucune hémorrhagie extérieure ou intérieure au crâne. La virole ainsi enlevée, je ne crus pas nécessaire d'inciser la dure-mère, pensant que l'issue spontanée du pus l'avait suffisamment entamée.

Un pansement simple fut appliqué : on administra une potion laudanisée, et le malade, qui n'avait souffert que pendant qu'on agissait sur les parties molles, ne tarda pas à céder au sommeil.

Un écoulement abondant de pus et de sérosité obligea bientôt de changer l'appareil qui, dans quelques heures, fut trois fois renouvelé pour la même cause; et, à la visite du lendemain, les pièces du pansement, deux draps d'alèze, la chemise, le lit du malade étaient encore inondés de sérosité et de pus.

Cependant un grand soulagement avait suivi de près l'opération; le soir même, la vue de l'œil gauche, l'ouïe de l'oreille droite étaient devenus meilleures, l'olfaction perdue n'avait éprouvé aucune modification; l'oppression cérébrale avait disparu ; l'exercice de la pensée avait recouvré sa liberté entière ; le malade pouvait s'asseoir, se lever et même marcher sans éprouver le moindre éblouissement ; il était sans fièvre et déclarait ne s'être jamais mieux trouvé.

Le 5, deuxième jour de l'opération, le malade est encore sans fièvre ; il dit avoir dormi d'un sommeil profond qu'il n'avait pas goûté depuis longtemps. (Diète ; limonade citrique ; pansement simple.)

Les jours suivans, le mieux continua ; Chevalier n'accusa qu'une douleur extérieure au crâne, siégeant dans les parties molles gonflées, ce qui l'empêchait d'appuyer sur le côté droit de la tête.

Une grande quantité de pus jaunâtre, crêmeux, imbibait le gâteau épais de charpie qui, deux fois par jour, était placé sur la plaie, tandis que la sérosité se répandait au loin, sur les compresses et la mentonnière qui retenait les premières pièces d'appareil.

Le pus paraissait venir de deux points de la partie trépanée, points voisins l'un de l'autre, et correspondant tous les deux à la circonférence supérieure de la perforation. Il était facile de nous en convaincre, car lorsque nous engagions le malade à retenir sa respiration et à faire un effort, le gonflement du système veineux intra-crânien déterminait sur le foyer purulent une compression suffisante, pour que le pus s'échappât à volonté sous nos yeux. A chaque pansement, une injection d'eau tiède était faite dans le point trépané et entraînait tout le pus qui salissait la plaie. A l'exemple de la Peyronie, fallait-il la pousser jusque dans le foyer purulent lui-même ? Durant quelques jours on remarqua que du pus s'écoulait par le conduit auditif externe, mais on s'aperçut qu'il provenait de la même source que le premier et qu'il pénétrait dans le conduit auriculaire par une petite incision qui y avait été faite accidentellement pendant l'opération.

Le 8, les ligatures tombèrent, et le malade, que nous avions eu de la peine à retenir un seul jour à la diète, demanda et obtint la demi-ration.

Le 11, la vue de l'œil gauche qui, d'après ce que j'ai dit plus haut, était devenu sensiblement meilleure après l'opération et les jours suivans, commença à s'affaiblir.

Les 15, 16, 17, 18, 20, le malade éprouva une céphalalgie sus-orbitaire et syncipitale, qui revenait tous les soirs, et qui, quelquefois, était accompagnée dans la nuit d'insomnie, d'agitation et d'un léger mouvement fébrile qui cessait le matin.

Le 1er septembre, le temps devint pluvieux et changeant, le tonnerre se fit plusieurs fois entendre jusqu'au 9, et pendant tout ce temps, la céphalalgie reparut chaque soir et d'une manière presque périodique. Cet état, qui fut modifié par le sulfate de quinine, céda mieux peut-être à l'influence du temps qui devint uniformément beau.

Cependant le 15 et plusieurs fois dans le courant du mois, le ciel devint orageux et le malade n'éprouva plus rien des changemens de l'atmosphère que jusque là il avait, en quelque sorte, pu prédire.

Jusqu'au 16 septembre, la suppuration a continué d'être abondante, mais à partir de cette époque elle n'a cessé de diminuer, si bien que vers la fin de ce mois elle paraissait n'être plus fournie que par la plaie extérieure, et cependant le crâne restait ouvert à l'intérieur, puisqu'on pouvait aisément y introduire les deux mors réunis d'une pince à pansement. Il est bon de dire qu'à cette époque le stylet explorateur était arrêté audelà de la table interne du crâne par une substance résistante comme spongieuse.

A plusieurs reprises des esquilles osseuses, que l'action de la gouge et du maillet avaient sans doute détachées de la lame vitrée dans le voisinage de la perforation, furent aisément extraites, et deux d'entre elles, longues de 15 millimètres et larges de 4, firent reconnaître par leur courbure, leurs surfaces lisses d'un côté et rugueuses de l'autre, qu'elles devaient appartenir à la paroi osseuse du sinus-latéral.

Aujourd'hui, cinq mois après l'opération, la plaie est fermée, l'intelligence du malade parfaite, l'ouïe du côté droit très délicate, l'odorat entièrement perdu, l'œil du côté gauche n'a conservé que la faculté de distinguer la lumière des ténèbres. L'état général du malade ne laisse rien à désirer.

J'ai rapporté, avec détail, le fait qu'on vient de lire, parce qu'il est peut-être unique dans la science; j'en ai cependant retranché quelques expériences physiologiques que j'ai faites sur l'ouïe et que je rapporterai dans une autre circonstance, expériences que j'ai cru devoir négliger ici pour ne pas distraire l'attention du fait lui-même. MM. Blandin, Grisolle, Lenoir, ont vu le malade lorsque sa guérison était avancée.

Enfin, j'ajouterai que Chevalier est encore pour quatre ans

au bagne de Toulon et que je ne négligerai pas d'observer et de faire connaître ce que son état ultérieur pourrait offrir.

Telle est la longue observation que j'avais déjà fait insérer dans les *Annales de thérapeutique*, 1846, page 178. Depuis cette époque j'ai souvent revu mon malade, qui n'a cessé de remplir, à l'hôpital du bagne de Toulon, les fonctions d'infirmier qu'il remplit encore aujourd'hui. La guérison s'est maintenue parfaite depuis vingt-deux mois, et à part la perte complète de l'odorat et celle presque entière de la vue de l'œil gauche, Chevalier jouit de l'intégrité de toutes ses fonctions sensitives, intellectuelles, motrices et organiques.

Avant de faire l'opération qu'on vient de lire, j'ai eu, je l'avoue, bien des appréhensions, et, pour y mettre un terme, j'ai dû me demander : 1° si la maladie que j'avais sous les yeux pouvait en recevoir une heureuse issue ; 2° si l'opération elle-même était pratiquable en restant fidèle à la prudence qu'un chirurgien doit toujours avoir, alors surtout que, dérogeant aux préceptes, il s'engage dans une voie nouvelle.

Pour résoudre la première question, il fallait avec précision établir le diagnostic. Or, ici l'esprit ne pouvait flotter, je crois, qu'entre deux opinions : le pus qui, depuis si longtemps, s'écoulait du crâne et qui évidemment provenait de l'intérieur de cette cavité, avait sa source dans une maladie des parois osseuses contenantes ou dans celles des parties molles contenues. Dans le premier cas, on pouvait croire à la nécrose ou à la carie, et dans le second à un abcès enkysté du cerveau.

La nécrose d'une portion plus ou moins étendue de la table interne des os du crâne, survenant spontanément, sans plaie, sans contusion, sans diathèse aucune et déterminant entre la dure-mère et la table externe des os une suppuration longue et une collection énorme de pus séreux, capable de faire disparaître, en le comprimant, le lobe postérieur de l'hémisphère droit du cerveau, est un fait peut-être sans exemple dans la science et que l'induction seule pouvait un instant suggérer. D'ailleurs, dans cette opinion, à qu'elle cause assignerait-on la production de la sérosité qui n'a jamais cessé de s'échapper avec le pus? Je ne pense pas que les chirurgiens qui, avec MM. Laugier, Chassaignac et Robert, ont cherché à donner une explication satisfaisante des écoulemens aqueux de l'oreille, dans certains cas de fracture du rocher, puissent faire ici une application de leurs vues théoriques.

L'idée de la carie du rocher s'offrait au contraire avec presque tout ce qui peut entraîner une démonstration concluante. En effet, cette affection est malheureusement assez fréquente; elle s'accompagne si souvent de trajet fistuleux à travers le temporal, qu'il n'est pas de médecin qui, dans sa pratique, n'en ait rencontré quelques cas, comme j'en ai moi-même observé plusieurs. D'un autre côté, le mal avait débuté par des douleurs que le malade rapportait à l'oreille, et qui, certainement, correspondaient à la région auriculaire. Pendant un temps, l'ouïe avait été affaiblie et même presque perdue du côté affecté. La marche de la maladie avait été lente comme dans la carie du rocher, et l'on pouvait raisonnablement attribuer à la compression qu'aurait exercée sur le cerveau une collection purulente, qui en proviendrait, et qui serait placée sous la dure-mère décollée, la diminution de la vue de l'œil gauche, les troubles de l'œil droit, la perte de l'odorat, les douleurs rapportées aux régions auriculaire, sus-orbitaire, pariétale droites, au sinciput ainsi que l'oppression cérébrale dont j'ai parlé.

Mais à cette opinion si fondée au premier coup d'œil on pouvait faire les objetions suivantes : 1o l'ensemble de la constitution du sujet repousse la pensée d'une carie spontanée ou d'un état tuberculeux quelconque. Malgré de longues souffrances qu'adoucissaient, il faut en convenir, de fréquens intervalles de calme, la santé est si parfaite, la peau si bien colorée, les chairs sont si dures, les fonctions si régulières que l'état de cet homme établit un constrate frappant avec celui de la plupart des autres condamnés qui, après un certain séjour au bagne, finissent par contracter une sorte de tempérament scrofuleux. 2o La carie du rocher a ordinairement une marche un peu différente. Des faits trop nombreux ne prouvent-ils pas que dans cette maladie cruelle les douleurs sont plus continues, plus vives et parfois si intenses, qu'elles portent le malade au désespoir, au suicide même, comme j'en ai vu deux exemples; que la suppuration est moins abondante, nullement séreuse, le décollement de la dure-mère si peu éteudu, que les membranes cérébrales, bientôt altérées par le pus, se perforent; que ce fluide vient baigner la partie correspondante du cerveau qu'il ramollit, qu'il enflamme, et que la mort ne tarde pas à arriver? 3o Enfin l'exploration avec le stylet introduit dans le crâne a établi que le foyer purulent a un siége autre que le rocher et son voisinage, puisque l'instrument pénétrant dans une direction presque opposée, arrive à une profondeur telle, qu'il faut supposer qu'il parvient au moins au centre du lobe postérieur du cerveau.

L'existence d'un abcès ou d'un kyste séro-purulent dans la portion supérieure de l'hémisphère droit de l'encéphale a pour elle des raisons puissantes. Dans l'impossibilité d'affecter à ce mal une cause appréciable, les annales de la science fournissent des cas bien observés d'abcès ou de kystes séro-purulens développés dans les circonvolutions supérieures d'un hémisphère cérébral qu'ils avaient lentement envahi et détruit, sans causer de désordres apparens ou bien graves dans les fonctions intellectuelles, la sensibilité et les mouvemens. Les faits d'abcès du cerveau développés en silence et révélés seulement à l'autopsie ou vers la fin de leur formation, ne sont pas rares non plus. Dans le cas présent, le diagnostic pouvait se tirer : 1o des considérations peu favorables à l'opinion de la nécrose, de la carie d'un point des parois du crâne ou du rocher; 2o de la marche du mal; 3o du siége des douleurs qui, concentrées dans le côté droit du crâne, s'étendaient du front à l'occiput; 4o du caractère compressif de ces mêmes douleurs; 5o des désordres fonctionnels, les facultés intellectuelles étant devenues plus lentes ou moins actives, l'ouïe à droite, la vue à gauche étant presque perdues, l'œil droit parfois troublé, l'odoration abolie de deux côtés dès le début du mal; or, ces phénomènes étaient dus à la compression de l'hémisphère cérébral gauche, qui seul accomplissait alors l'intelligence; à celle des nerfs auditif optique droits, et des deux olfactifs, le premier affecté à l'ouïe du côté droit, tandis que le second se distribue à la fois aux deux yeux, mais au gauche surtout, les deux derniers venant se perdre dans l'une et l'autre fosse nasale. 6° Enfin le diagnostic qui s'étayait encore des caractères physiques du pus mêlé à une abondante sérosité et de sa quantité, recevait de l'exploration avec le stylet le cachet de la certitude.

Avec cette conviction, le trépan se présentait comme un moyen capable de vider le vaste kyste du cerveau en substituant une ouverture plus grande à celle si insuffisante qui existait aux parois du crâne. Mais où porter cet instrument objet de vénération pour une Académie célèbre et presque de répulsion pour notre époque de progrès? Fallait-il, fidèle aux préceptes des maîtres, l'appliquer au-dessus de la ligne qui, de la bosse frontale à la protubérance occipitale externe circonscrit la voûte du crâne? ou novateur hardi, téméraire même et imprudent dans l'insuccès, pouvait-on le placer au-dessous? En trépanant au-dessus de la ligne indiquée, sur un point du pariétal par exemple, l'opérateur a pour lui *les préceptes*, qu'il est bientôt dans l'obligation d'enfreindre; car une fois la virole osseuse enlevée, il lui faut, contre la doctrine qui compte les exceptions, ouvrir les parois de l'abcès à travers une épaisseur indéterminée du cerveau. En agissant au-dessous de cette même ligne et sur l'apophyse mastoïde, le chirurgien a contre lui *les préceptes* en enlevant la colonne solide de l'os, mais après il reste fidèle à la doctrine, puisque rencontrant l'ouverture spontanée des méninges et du kyste, il n'a pas besoin de les inciser et de courir ainsi les hasards d'une opération dont les chances obscures et souvent inconnues ne sont pas susceptibles d'une juste appréciation.

Dans cet état de choses, ne vaut-il pas mieux suivre les indi-

2

cations de la nature que les enseignemens de l'art? Telle fut ma pensée, et c'est ainsi que j'ai été conduit à examiner la deuxième question que je m'étais posée, l'opération est-elle praticable? Dans le sentier que j'allais suivre je n'avais pas à m'éclairer du flambeau des traditions. Les monumens scientifiques ne montrent, sur ce sujet, qu'un vide immense, et ne consacrent l'histoire d'aucune opération de trépan pratiquée sur l'apophyse mastoïde, dans le but de pénétrer dans la cavité crânienne pour ouvrir un passage à des fluides morbides. Il fallait donc invoquer les lumières de l'anatomie et chercher sur le cadavre les élémens du succès sur l'homme vivant.

La racine de l'apophyse mastoïde correspond dans l'intérieur du crâne 1° à la moitié inférieure du sinus latéral de la dure-mère, 2° à l'étage moyen de la base du crâne, et 3° à la naissance du rocher, qui contient, avec le nerf facial, les organes précieux et délicats de l'audition. Ces rapports, joints à l'inégalité des surfaces, sont sans doute les motifs de la réprobation dont nos devanciers ont frappé cette région pour l'application du trépan, car avec une scie circulaire il leur paraissait inévitable et pas trop dangereux d'ouvrir le sinus, de déchirer le lobe moyen du cerveau et ses enveloppes, d'intéresser le nerf facial, l'oreille interne et moyenne. Mais déjà la chirurgie nous a appris que l'on peut, au besoin, trépaner sur les sinus, que la lésion a pu d'ailleurs décoller, et dont l'hémorrhagie n'est pas aussi redoutable qu'on le pensait; d'un autre côté, il résulte des travaux auxquels je me suis livré que la trépanation est possible sur l'apophyse mastoïde sans intéresser le sinus, le cerveau et ses membranes, sans toucher à la 8me paire et à l'organe auditif.

Pour éviter le sinus et le lobe moyen du cerveau, il faut, lorsque la rainure qui circonscrit la virole a de 3 à 12 millimètres de profondeur, selon l'épaisseur variable de l'os, et que le stylet qui y est introduit a appris, en la pénétrant avec une extrême circonspection, qu'une faible lamelle reste à diviser, il faut, dis-je, faire *sauter* la virole osseuse au lieu de la *détacher* complètement avec la couronne; et pour ne pas entamer l'oreille moyenne, l'interne ou le nerf facial, il n'y a qu'à ne pas s'en occuper, car tous ces organes sont si profondément situés, qu'on ne saurait jamais les atteindre avec une couronne ordinaire de trépan, sans avoir déjà largement ouvert la boîte crânienne. L'oreille interne et moyenne, ainsi que l'aqueduc de Fallope, sont séparés des portions écailleuse et mastoïdienne du temporal par un massif osseux qui sert comme de ciment ou moyen d'union aux trois parties qui constituent cet os, de telle sorte que le plus souvent les organes de l'ouïe sont séparés de la face externe de l'apophyse mastoïde par un espace de 25 millimètres environ. Or, comme le sinus latéral et la face supérieure du rocher n'en sont distans que de 15 millimètres au plus, il est bien évident que la boîte osseuse sera ouverte avant que la couronne ait pu pénétrer jusqu'à eux. C'est ce dont on peut s'assurer en répétant le manuel opératoire tel que je l'ai décrit et que je l'ai pratiqué fréquemment sur le cadavre et une fois sur le vivant. D'un autre côté, il faut avec effort détacher la virole à l'aide du tire-fond; si la chose paraît trop difficile, on doit recourir à un levier solide assez épais pour remplir presque tout un côté de la rainure, et au besoin à la gouge, les leviers feront sauter la virole en agissant de haut en bas, afin de ménager plus sûrement le sinus et de faire porter la pression, s'il pouvait y en avoir, sur la base du rocher, où elle serait sans inconvénient.

Une couronne de trépan de 15 millimètres de diamètre appliquée sur la racine de l'apophyse mastoïde, immédiatement au-dessous de la crête saillante qui continue en arrière l'apophyse zygomatique pour circonscrire la fosse temporale, et à 5 millimètres en arrière du conduit auditif externe, présente l'avantage de pénétrer dans la cavité du crâne par deux ouvertures, l'une située au-dessus, l'autre au-dessous du bord supérieur du rocher, et, partant de l'insertion de la tente du cervelet, avantage inappréciable lorsqu'il est impossible de déterminer avec certitude si le foyer purulent est au-dessus ou au-dessous de ce repli de la dure-mère. Or, il arrive quelquefois que l'ablation de la virole ne fait à la table interne dú crâne qu'une seule perforation, située tantôt au-dessus, tantôt au-dessous de la tente du cervelet, mais le plus souvent au-dessous. Si les choses se présentaient ainsi, et qu'on fût dans l'obligation d'obtenir la deuxième ouverture, il serait facile de la pratiquer avec un stylet, un tire-fond ou tout instrument mousse qui briserait avec prudence et lenteur la table interne du crâne vers le point qui a résisté. On sent bien qu'on pourrait, au besoin, agir de la même manière pour obtenir les deux perforations, si, comme la chose arrive, la rupture de la virole osseuse n'en avait opéré aucune; mais mieux vaut réappliquer la couronne de trépan, et faire sauter la virole secondaire quand on veut pénétrer dans le crâne au-dessous de la tente du cervelet.

D'un autre côté, la théorie apprend que, pour remplir des indications semblables ou différentes que la carie et les autres maladies du rocher pourraient offrir, il est encore possible 1° de pénétrer dans le crâne à travers le rocher sans intéresser le sinus; 2° de faire parvenir dans l'intérieur du rocher une couronne d'un petit diamètre sans ouvrir la cavité du crâne; 3° enfin, d'arriver sur la face supérieure du rocher en décollant la dure-mère et sans entamer l'apophyse pierreuse elle-même.

Pour remplir la première indication, on se servira d'une couronne de 1 centimètre au plus de diamètre; on l'appliquera sur la racine de l'apophyse mastoïde, au point déjà indiqué; sa direction, qui devra être parallèle à l'axe du conduit auditif, sera cependant un peu oblique de bas en haut et d'arrière en avant.

Dans le second cas, c'est-à-dire pour que la marche de l'instrument reste dans l'épaisseur même du rocher, il faudra employer une couronne plus petite encore que l'on appliquera un peu plus près du conduit auditif externe et qu'on dirigera parallèlement à son axe. Cette couronne pourra ainsi parvenir jusqu'à l'aqueduc de Fallope, au tympan, au vestibule et même au limaçon, sans pénétrer dans le crâne.

Enfin, en appliquant une couronne de trépan sur le temporal derrière la racine de l'apophyse zygomatique, immédiatement au-dessus de la ligne courbe qui la continue, et qui, circonscrivant la fosse temporale, sépare la portion écailleuse de la portion mastoïdienne; on obtient une virole dont l'ablation permet de pénétrer directement sur la face supérieure du rocher, dont il est facile de décoller au loin la dure-mère avec un instrument mousse approprié, ou même avec le petit doigt si des phénomènes de compression ne s'y opposent pas.

J'ajouterai encore, mais avec une extrême réserve, qu'il est possible en continuant cette dernière manœuvre, de décoller la dure-mère de la face postérieure du rocher, en détachant à son insertion au bord supérieur de cette apophyse un point de la tente du cervelet; de cette manière on éviterait toujours d'ouvrir le sinus latéral. Mais il ne faut pas perdre de vue que cette tentative serait assez périlleuse dans le cas où le pus fourni par la carie n'aurait pas déjà décollé la dure-mère sur cette face postérieure, où elle est si mince et si adhérente dans l'état naturel. D'ailleurs le sinus pétreux supérieur serait probablement divisé au point où la tente du cervelet serait séparée du bord supérieur du rocher, et il faudrait, avec le plus grand soin, éviter de toucher aux nerfs trijumeau, facial et auditif. En présence d'une affection toujours mortelle, cette opération qui n'a ceci d'insolite ou d'étrange que de ne pas avoir été pratiquée, n'offrirait-elle pas bien des chances de succès ?

Il y a dans ces dernières indications, toutes théoriques, des applications nouvelles sur la valeur desquelles la pratique seule pourra prononcer.

Cependant, il faut noter avec soin qu'il est des personnes, en très petit nombre, chez lesquelles les os de la tête et les temporaux en particulier sont si minces, que par une disposition qui leur est propre, la portion mastoïdienne du sinus latéral creusée sur la base de l'apophyse pétrée la pénètre, pour ainsi dire, de telle sorte que sans l'ouvrir en entier, il serait impossible d'arriver jusqu'au rocher. J'ai cru remarquer que cette particularité s'observait surtout sur les petites têtes et lorsque l'apophyse mastoïde était peu saillante.

J'ai l'honneur de soumettre à l'examen de l'Académie (1) la série des pièces qui m'ont donné la démonstration de ce que je viens d'avancer ; presque toutes ont été préparées avec la même couronne de trépan qui m'a servi sur le sujet que j'ai opéré.

La pièce n° 1 montre :

1° Le rapport de l'apophyse mastoïde avec le sinus latéral, l'étage moyen de la base du crâne, la naissance du rocher et la distance qui sépare le tympan, le labyrinthe, l'aqueduc de Fallope de la racine de l'apophyse mastoïde.

2° Qu'une couronne de trépan de 15 millimètres de diamètre peut s'engager à travers l'apophyse mastoïde dans la base du rocher et ouvrir le crâne au-dessous et au-dessus de la tente du cervelet.

La pièce n° 2 présente :

1° Un temporal dont la virole n'a ouvert que la gouttière du sinus latéral.

2° Le point interne de la portion écailleuse où le crâne doit être ouvert pour décoller la dure-mère sur les faces du rocher.

La pièce n° 3 montre un temporal dont la virole n'a ouvert que l'étage moyen de la cavité crânienne.

La pièce n° 4 retrace :

1° Le point externe de la surface écailleuse où il faut appliquer la dure-mère sur les faces du rocher.

---

(1) Ce mémoire a été envoyé à l'Académie de médecine au mois de décembre 1846, avec les pièces à l'appui.

2° Le lieu de l'apophyse mastoïde où la couronne doit être placée pour ouvrir la cavité crânienne au-dessus et au-dessous de la tente du cervelet.

Elle peut servir aussi à faire apprécier comment une couronne d'un petit diamètre dirigée parallèlement au conduit auditif peut pénétrer dans le rocher sans intéresser la cavité du crâne.

Par toutes ces opérations faites sur le cadavre, j'ai acquis la certitude que la trépanation mastoïdienne était praticable sans les dangers que la théorie avait sans doute jusqu'à présent suggérés aux chirurgiens. Je pense que l'examen des pièces que je joins à mon mémoire apportera la même conviction dans l'esprit de ceux qui voudront bien les étudier et les reproduire.

Toutefois, je dois dire que je ne me suis décidé à pratiquer à Chevalier la trépanation mastoïdienne que lorsque j'ai acquis la conviction que l'opération pouvait se faire avec toute sécurité, et après que j'avais établi avec certitude l'existence d'un abcès enkysté de l'hémisphère droit du cerveau. L'absence de tout indice de carie sur la virole osseuse enlevée jointe à l'ouïe devenue promptement très délicate du côté malade; la grande quantité de pus et de sérosité sortie du crâne après l'opération et pendant un mois et demi encore, cette suppuration tarie; l'impossibilité d'introduire le stylet dans le crâne au-delà de l'ouverture osseuse de ses parois; la sensation d'un corps élastique qui s'opposait à cette introduction; dans le principe la diminution lente, plus tard l'augmentation subite de la vue, la perte consécutive de l'œil gauche, comme si une partie de son appareil nerveux d'abord comprimée, libre de compression ensuite, eût été comprise en définitive dans une cicatrice du cerveau; et enfin la persistance de l'anosmie, preuve certaine de la destruction ou de l'altération profonde des deux nerfs olfactifs si voisins à leur renflement terminal, sont, je crois, autant de considérations qui doivent donner une nouvelle valeur au diagnostic que j'avais primitivement porté.

D'ailleurs, quelle que fût la cause productrice de cette

grande et longue suppuration intra-crânienne, la nécessité de la trépanation restait la même, puisque dans tous les cas subsistait l'indication d'agrandir la plaie osseuse, comme on augmente l'étendue d'un trajet fistuleux dans les parties molles, lorsque le pus réuni dans un foyer considérable ne s'échappe pas librement au dehors.

Je ne puis m'empêcher de faire remarquer la circonstance suivante, qui peut être importante en physiologie pathologique : la compression exercée par le kyste séro-purulent, que je suppose occuper la partie supérieure de l'hémisphère droit du cerveau, n'a amené de désordre que dans les nerfs doués d'une sensibilité spéciale, l'auditif, l'optique droit, les olfactifs, tandis que le trijumeau droit, dont la situation est moins profonde que celle de l'auditif, et que le facial qui entoure ce dernier n'ont éprouvé aucune influence de cette compression, comme l'a témoigné la persistance normale de leurs fonctions. Cette particularité me semble devoir trouver son explication dans la différence de consistance des divers cordons nerveux, ceux de la sensibilité spéciale étant mous dans presque tout leur trajet et partant moins résistans que ceux de la sensibilité générale et ceux du mouvement.

La méthode que j'ai suivie pour la trépanation mastoïdienne est évidemmment différente de celle généralement usitée pour perforer la voûte du crâne. En effet, dans la méthode nouvelle la couronne ne doit *jamais* pénétrer jusque dans la cavité crânienne, où elle arrive *toujours* dans la méthode ancienne, puisque en suivant les règles établies par tous les auteurs sans exception, on ne doit détacher de la dure-mère la virole osseuse que lorsqu'elle a été *complètement* divisée, et que par une sorte de prudence instinctive, les dents de la scie circulaire se sont arrêtées dans l'espace fictif où se termine la table interne du crâne et où commence la dure-mère; c'est la méthode par *section*, tandis que celle que je propose est la méthode par *évulsion*.

Entre ces deux méthodes, il y a, sous un certain rapport,

bien peu de différence, puisque le manuel opératoire reste en grande partie le même, et que la seule épaisseur de la lame vitrée du crâne qui est divisée dans l'une et laissée intacte dans l'autre empêche de les confondre. Mais sous le point de vue de la conception ou des principes un long espace les sépare, puisque dans la méthode ancienne la couronne du trépan devant nécessairement pénétrer dans la cavité crânienne, suppose des surfaces intérieures toujours régulières et parallèles, menace sans cesse les membranes, les sinus, les artères, le cerveau lui-même; de là les couronnes coniques ou compliquées d'un curseur pour prévenir la marche trop rapide de l'instrument; de là le *lieu d'élection* pour son application presque exclusivement circonscrite à la voûte du crâne. Dans la méthode nouvelle, au contraire, les principes sont différens; par cela seul que, dans aucun cas, la couronne ne doit pénétrer dans la cavité encéphalique, la régularité des surfaces intérieures du crâne n'est plus de rigueur, dès lors on détruit le lieu d'élection, et avec la simplicité des instrumens, on consacre le précepte général que l'application du trépan peut avoir lieu sur tous les points de la surface extérieure du crâne accessibles à la couronne.

On voit, d'après cela, que cette méthode de trépanation par évulsion, la seule qui convienne à l'apophyse mastoïde, semble devoir devenir d'une application plus générale encore et mériter, dans plusieurs circonstances, une juste préférence sur la méthode ancienne ou par section. Lorsqu'on veut appliquer le trépan sur le sinus, sur une artère dont la position est connue, sur des points du crâne correspondant à des surfaces irrégulières ou non parallèles à sa cavité, la méthode par évulsion est bien plus sûre, puisqu'elle n'expose jamais à léser les parties importantes qu'on cherche à éviter; et même, si l'on a bien compris le principe de la méthode que je conseille, et qui, je le répète, consiste à perforer le crâne sans que l'instrument pénètre jamais dans sa cavité, on m'accordera sans doute que, dans les circonstances les plus simples de trépanation comme dans celles où l'on opère sur les pariétaux ou le coronal, l'évulsion est préférable à la section, puisqu'elle est plus facile et qu'elle éloigne la crainte de déchirer, avec la couronne, les membranes cérébrales, rend impossible le danger d'entamer le cerveau lui-même et mérite dès lors d'être employée comme méthode générale.

Je vais donner les préceptes qui doivent guider dans la méthode de trépanation par évulsion appliquée indistinctement à tous les points de la surface crânienne.

On se servira avec avantage de couronnes de trépan simples et cylindriques dont les pyramides devront remonter profondément dans leur intérieur, au lieu de rester presque au niveau des dents circulaires de la scie; selon les lieux et les résultats qu'on voudra obtenir, on se servira de couronnes de dimensions différentes.

Avant d'appliquer l'instrument, il faudra faire attention en abaissant la pyramide qu'elle ne dépasse que dans une étendue convenable les dents de la couronne, et on aura soin de la remonter dès que la voie sera suffisamment tracée; sans ces précautions, on s'exposerait à voir la pyramide traverser les os minces et convexes quand les dents de la scie ne les auraient encore que faiblement entamés.

Quand la rainure creusée en suivant les règles de la trépanation ancienne, a atteint une profondeur variable, selon le point du crâne où l'on opère, il faut fréquemment retirer l'instrument, afin de sonder, pour ainsi dire, avec un stylet mousse l'épaisseur de l'os, et lorsque enfin, sur un point, le stylet explorateur a fait connaître, en la pénétrant, qu'une faible lamelle reste à diviser, il faut se servir du tire-fond, ou mieux introduire jusqu'au fond de la rainure un levier solide, assez épais, tel qu'un pied de biche mousse, un élevatoire ou bien une gouge, dont la courbure est la même que celle de la virole à enlever; alors l'opérateur, tenant dans sa main la tige métallique qu'il a choisie, s'en sert comme d'un levier du premier genre, et l'appuyant sur le crâne, fait sauter la virole, qui produit un bruit particulier dû à son décollement d'avec la dure-mère.

Si la rainure qui entoure la virole a partout une profondeur égale, et si, en ce point, les surfaces interne et externe du crâne sont unies ou parallèles, la colonne osseuse se détache entièrement.

Si au contraire la rainure est inégale en profondeur, la virole pourra ne pas être complète et alors il sera facile avec un élévatoire glissé entre la dure-mère et la partie qui a résisté, de briser les portions de la lame vitrée qui n'auraient pas été enlevées avec la virole elle-même. Quant celles-ci sont minces et peu étendues, on pourra les réséquer avec le couteau lenticulaire.

Si la couronne est appliquée sur un point de la surface extérieure du crâne correspondant à des surfaces intérieures irrégulières, très inégales, ou non parallèles, il faudra, en traçant la rainure, porter surtout son attention vers le point le moins épais des os; c'est là que le stylet explorateur devra, avec soin, sonder l'épaisseur qu'il reste encore à affaiblir et quand on aura acquis la certitude que la lame vitrée est amincie, la couronne du trépan devra être dirigée de manière à rendre la rainure plus profonde sur les points où les os ont une épaisseur plus grande, et alors seulement il faudra faire agir le levier. Or, il est bon de savoir qu'un des moyens les plus sûrs pour s'assurer qu'on est arrivé sur la lame vitrée, c'est de percuter l'os au fond de la rainure avec un stylet mousse : le son est clair quand la percussion a lieu sur la table interne du crâne; il est mat, quand elle s'exerce sur le diploé.

Quelquefois, la virole osseuse que le levier détache ne comprend que la table externe et une épaisseur variable de substance diploïque; cette particularité, qui s'observe assez rarement, dépend de ce que la rainure n'a pas été creusée assez profondément, qu'une trop grande épaisseur la sépare de la lame vitrée, ou bien que le levier trop mince n'a pas agi directement sur le point le plus rapproché de la portion adhérente de la virole osseuse elle-même. En suivant les règles que j'ai données plus haut, il est rare que les choses se passent ainsi; cependant quand ce cas se présente, il faut réappliquer la couronne, rendre la rainure plus profonde et ne faire sauter de nouveau la virole qu'avec circonspection et lorsque le stylet aura donné les notions certaines sur l'amincissement de la table interne du crâne. L'opérateur devra toujours avoir présentes à l'esprit ces dernières indications. Elles lui seront surtout indispensables lorsqu'il aura à pratiquer la trépanation sur les régions mastoïdienne et fronto-nasale; là les deux tables du crâne sont séparées par des espaces moins résistans qui forment les cellules mastoïdiennes et les sinus frontaux. Or, on comprend que si la rainure n'a pas d'un côté suffisamment porté sur la lame interne du crâne, de manière a y fournir un point d'appui solide, l'évulsion pourra n'amener qu'une virole incomplète, formée de la table externe du crâne et d'une portion plus ou moins grande des cellules. Il devra aussi ne jamais oublier les variétés anatomiques que présentent ces deux régions et qui sont telles que les espaces celluleux, quelquefois développés outre mesure, peuvent manquer, n'avoir qu'une étendue médiocre, ou n'exister que d'un seul côté, comme j'en ai rencontré des exemples. Cette méthode de trépanation étendue aux sinus frontaux me paraît plus simple, plus facile, plus sûre que la méthode ancienne qui consistait à appliquer successivement deux couronnes de diamètre différent, car il suffit dans ma méthode que la rainure creusée par l'instrument débordant les sinus offre au-delà de la jonction des deux tables un point solide au levier, pour que l'évulsion donne la possibilité d'ouvrir d'un seul coup la boîte crânienne.

S'il arrivait que sur un point de la rainure creusée trop rapidement, la couronne pénétrât dans la cavité crânienne, il faudrait appliquer le levier sur ce point en suivant accidentellement une méthode mixte. Cette circonstance conduit à mettre en relief les avantages de la trépanation par évulsion, puisque le pire inconvénient qu'elle présente est de ramener en définitive à la méthode ancienne lorsque, contrairement à l'intention de l'opérateur, la couronne vient à pénétrer, presque sur tous les points, la table interne du crâne.

Pour faire sauter la virole osseuse l'action du levier doit être rapide quand les os sont épais et la rainure profonde, lente au contraire quand les os sont minces et la rainure superficielle. Dans le premier cas l'effort à exercer est assez grand, dans le second il faut déployer moins de force que d'adresse. Cependant, quelle que soit la puissance mise en jeu par la main de l'opérateur, il ne peut en résulter ni fracture sérieuse pour le point d'appui ni commotion pour l'encéphale. Qu'on se rappelle que chez Chevalier j'ai détaché la virole épaisse adhérente au rocher à l'aide de la gouge et du maillet (ce que je suis loin de conseiller à présent et de vouloir ériger en précepte), sans produire le plus léger accident. D'un autre côté, l'évulsion de la virole se fait du point où le levier est appliqué au point opposé sans que dans le mouvement de bascule imprimé au disque osseux on ait à craindre de le voir comprimer le cerveau d'une manière sensible.

En se conformant aux indications qu'on vient de lire, la trépanation est désormais facile sur tous les points du crâne, sur les sutures, les sinus, les angles antérieurs et inférieurs des pariétaux aussi bien que sur les régions mastoïdiennes fronto-nasales ou la protubérance occipitale. C'est ainsi qu'ayant fait plusieurs fois injecter les canaux vasculaires intra-crâniens de plusieurs têtes, j'ai pu les trépaner sur tous les points sans jamais faire à la dure-mère la plus légère lésion, et partant sans jamais pénétrer dans ses canaux eux-mêmes. C'est ce que démontrera, je l'espère, à l'Académie la préparation que j'ai l'honneur de mettre sous ses yeux, et dans laquelle toutes les trépanations ont été faites par ma méthode et avec des couronnes cylindriques et sans curseur.

Cette tête, que j'ai préparée en deux heures et qui présente 34 perforations, offre une étude complète de la trépanation par évulsion, étude à laquelle tout chirurgien devrait se livrer avec le soin qu'on met ordinairement à bien connaître les méthodes d'amputation, de résection, de ligature, etc. Il est facile de se convaincre, en l'examinant, qu'elle donne la réalisation pratique de tout ce que j'ai annoncé en traçant les règles à suivre dans cette opération. En effet, les trépanations faites sur tous les points du crâne démontrent que partout les viroles osseuses ont permis d'ouvrir sa cavité sans toucher à la dure-mère, aux sinus qu'elle contient, ni aux artères qui sillonnent sa surface. On peut en avoir une démonstration immédiate en présentant une bougie allumée au trou occipital; le crâne illuminé d'une manière soudaine offre, aux points trépanés, une transparence parfaite et continue qui révèle l'intégrité de la dure-mère, des artères et des sinus.

Pour montrer la profondeur à laquelle la couronne du trépan doit pénétrer avant de faire sauter la virole, j'ai laissé en place les deux disques osseux portant les n°s 14 et 16.

Cette pièce sert encore à établir que, lorsque la couronne est appliquée sur un point du crâne creusé à la face interne d'un canal osseux traversé par une artère, l'évulsion peut détacher la virole des parois crâniennes, où elle reste cependant retenue par le vaisseau sanguin qu'on pourra alors lier avec facilité. Je possède plusieurs têtes dont les angles antérieurs et inférieurs des pariétaux présentent des exemples de cette disposition.

Chaque virole portant le même numéro que la perforation qu'elle a faite au crâne et un trait qui correspond à celui tracé sur les bords de la perforation, il est facile de les replacer toutes dans leur situation naturelle, et de bien examiner les résultats de l'évulsion. Toutes les viroles, deux exceptées, ont été détachées par une seule évulsion. J'ai laissé à dessein autour des perforations les petites portions de la table interne et du diploé restées adhérentes au crâne, afin de montrer par la simple inspection combien il est facile de les faire sauter sans danger, en passant au-dessous un levier convenable. Les viroles n°s 1 et 25 ont été détachées en deux temps, leur évulsion a donc nécessité deux fois l'action de la couronne et l'application du levier. On voit qu'elles correspondent aux lieux où j'ai dit que cette particularité s'observait quelquefois.

J'ai déposé des têtes ainsi préparées aux écoles de médecine de Toulon, Cherbourg, Marseille, Lyon, au Val de-Grâce à Paris, à la Faculté de Montpellier.

De l'examen de ces têtes et de celui de plus de cent trépanations en tout semblables pratiquées sur le cadavre par d'autres chirurgiens et par moi, il ressort que l'évulsion est plus simple, plus facile, plus sûre, d'une application plus générale que la section. Il est même permis de présumer qu'elle méritera la préférence toutes les fois qu'il faudra porter le trépan sur les divers points du squelette, surtout lorsqu'il faudra ménager une membrane sub-jacente, telles que celles qui revêtent le sinus maxillaire, les cavités des os longs, les lames des vertèbres, etc., etc.

Je conclus de tout ce qui précède :

1° Que la trépanation mastoïdienne est rationnellement praticable;

2° Que les cas qui peuvent en nécessiter l'emploi sont les mêmes que ceux qui l'exigent à la voûte du crâne, et que, peut-être, les maladies du rocher en recevront un jour une heureuse application;

3° Que la trépanation par évulsion, seule praticable sur plusieurs points du crâne, et évidemment préférable dans plusieurs circonstances à la méthode par section, mérite de lui être substituée dans la généralité des cas.

J'ai l'honneur de soumettre à l'Académie de médecine ces conclusions, les considérations qui les justifient et le fait qui les consacre. J'ose espérer que, dans son jugement, cette savante compagnie voudra bien apprécier la relation qui existe entre le diagnostic porté, l'opération faite, la guérison obtenue et la généralisation de la méthode. Et si, peu convaincu de mon diagnostic, quelque membre de cette illustre assemblée objectait que mes assertions attendent encore la sanction dernière, la preuve matérielle, je répondrais : Certainement, la vie cache encore sous les parois du crâne de Chevalier un mystère qui ravit à la science une démonstration rigoureuse que seule complète la mort... Mais la vie du malheureux condamné est un bien pour l'humanité, pour nous une douce récompense de nos efforts, et pour l'art une preuve de plus de sa légitime puissance.

FIN.

Typographie FÉLIX MALTESTE et Ce, rue des Deux-Portes-Saint-Sauveur, 18.